질병의 뿌리

세포의 중심

The Core of Cell

최인호 지음

지식공감

질병의 뿌리

세포의 중심

최인호 지음

차례

2015년 말에서 2016년 초에 이르기까지의 대한민국 정치의 혼란 상황을 보면서, 국가의 중심이 반듯하지 않으면 국가적인 혼란이 발생한다는 것을 알게 되었다. 이에 수레바퀴 헌법을 고안하며 국가의 중심에 대해 깊이 고민하기 시작했다.

2016년 가을에 관웅 스님을 만나 새벽 명상과 태백권 수련을 시작했다. 새벽 명상은 내면에서 자신의 몸을 관찰하며 몸의 중심을 축으로 찌그러진 몸을 반듯하게 펴는 수련이고, 태백권은 몸의 중심을 축으로 신체를 유기적 일체로 운용하는 수련이다. 자연히 몸의 중심을 세우고 운용하는 원리를 배우면서 중심의 법칙을 조금 더 깊이 이해하게 되었다.

그러던 중 2017년 11월 중순부터 갑자기 두 개의 성대 중 한 개가 마비되어 말을 하지 못하게 되었다. 대학병원에서 온갖 검사를 해도 그 원인을 찾지 못하다가, 100여 일이 지난 후에야 헤르페스 바이러스로 인해 오른쪽 성대 신경이 마비된 것을 알게 되었다.

그 후, 약 50일 정도 항바이러스제를 복용하다가 건강을 완전히

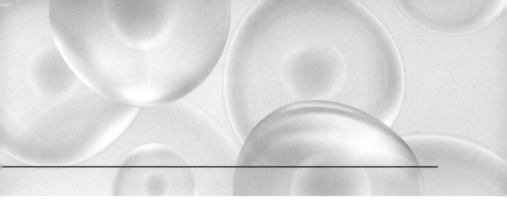

잃게 되었고, 모든 것을 포기하는 단계에 이르렀을 때, 미네랄톡톡을 먹고 단 7시간 만에 완치되는 기적을 경험했다.

미네랄톡톡은 강성철 박사님이 15년에 걸친 연구 끝에 개발한 미네랄 원소들의 결정체다. 그 후 어떤 원리로 미네랄톡톡이 헤르페스바이러스를 제거했는지를 탐구하는 과정에서 세포의 중심과 연관성이 있다는 것을 이해하게 되었다.

그 이해를 바탕으로 2019년 우주의 중심, 몸의 중심, 국가의 중심을 한 권의 책으로 엮었는데, 그것이 《중심의 비밀》이다. 당시 세포의 중심은 도저히 표현할 방법을 찾지 못해, 몸의 중심의 일부분으로 기술할 수밖에 없었고, 몸의 중심도 지금 다시 읽으면 얼굴이 화끈할 정도로 당시 중심에 대한 필자의 이해는 부족했었다.

다시 2020년 초에 《질병의 뿌리》라는 제목으로 세포의 중심을 본격적으로 다룬 얇은 책을 출간했지만, 아직도 이해가 부족한 탓에 세포의 중심을 명확하게 표현하지 못했고, 전체적으로도 어수선하기 그지없었다. 하지만 책이 얇으니 쓰는 필자나 읽는 독자나, 모두 편안함을 느낄 수 있었다.

그래서 국가의 중심에 대해 《정당은 바이러스다》라는 제목으로 비슷한 분량의 원고를 집필하면서, 마침내 중심의 원리를 이해하게 되었다. 중심의 원리의 핵심은,

첫째, 각각의 차원마다 그 중심이 드러나는 조건이 다르고,

둘째, 어느 차원이든 그 차원의 중심이 드러나면, 그 차원은 유기적 일체로 작동하므로 그 차원의 모든 문제는 사라진다는 것이다.

그러므로 국민을 중심으로 국가를 반듯하게 만듦으로써 국가의 중심이 드러나면, 국가 차원의 모든 문제는 사라지고,

단전을 중심으로 몸을 반듯하게 만듦으로써 몸의 중심이 드러나면, 몸 차원의 모든 문제는 사라지며,

세포핵을 중심으로 세포를 반듯하게 만듦으로써 세포의 중심이

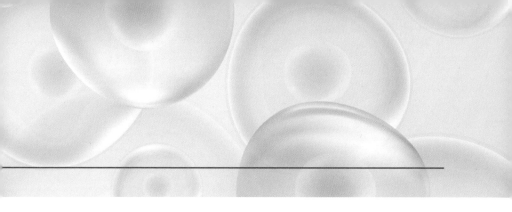

드러나면, 세포 차원의 모든 문제는 사라지게 된다.

　지금 인류는 존망의 갈림길에 서 있다. 이번 위기를 극복하지 못하면 인류라는 종족은 영원히 사라질지도 모른다. 지금의 위기는 인류가 중심의 원리를 이해하지 못했기에 비롯되었다. 따라서 지금의 위기를 벗어나려면, 인류가 중심의 원리를 이해하고, 모든 차원의 중심이 드러나게 해야만 한다.

　특히 인간이 관리하는 영역인 국가, 몸, 세포 차원의 중심이 반드시 드러나게 해야만 한다. 왜냐하면, 그중 하나의 차원이라고 그 중심이 드러나지 않으면, 그 차원에서 발생한 문제가 전 지구적인 문제로 비화하여 전 인류의 생존을 위협하기 때문이다.

　팬데믹(pandemic)은 세포의 중심을 이해하지 못함으로 인해 발생한 문제이고, 미국과 중국의 극렬한 대립은 국가의 중심을 이해하지 못함으로 인해 발생한 문제이다. 이 두 가지 문제는 전 지구적 차원의 문제로 비화하여 인류의 생존을 위협하고 있다. 또한, 위 두 가지 문제는 모두 몸의 중심을 이해하지 못함으로 인해 생성된

잘못된 생각에서 비롯되었다. 왜냐하면, 모든 것은 생각으로부터 비롯되고, 생각은 몸에서 나오기 때문이다.

국가의 중심, 몸의 중심, 세포의 중심은 서로 얽혀있다. 국가의 중심이 존재해야, 몸의 중심과 세포의 중심도 존재할 수 있고, 세포의 중심이 사라지면 몸의 중심과 국가의 중심도 존재할 수 없다.

그중에서도 세포의 중심은 정말 중요하다. 세포 차원은 몸 차원과 국가 차원의 근간으로서, 인간의 4가지 고통이라는 생로병사(生老病死)와 직결되는 영역이기 때문이다.

이 책에는 세포의 중심이 드러나게 하는 구체적인 방법이 기술되어 있다. 이 방법에 따라 세포의 중심이 드러나면, 인간의 근원적인 고통의 상당 부분이 해결되고, 질병의 한 가지 형태인 코로나-19 바이러스 사태도 종식될 것이다.

세포의 중심과 몸의 중심이 드러나면, 육체, 마음, 감각, 감정,

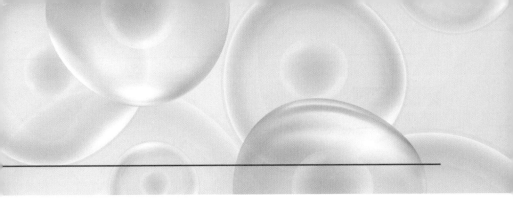

느낌, 지식 등 인간을 구성하는 모든 요소가 조화와 균형을 이루게 되므로 진리의 승리자가 된다. 진리의 승리자는 자기 자신을 앎으로써 자기 자신을 정복한 사람을 의미한다.

필자는 진리의 승리자가 된 두 분 스승님의 가르침을 받았다. 관응 스님은 고도의 수련을 통해 몸의 중심을 통해 세포의 중심까지 드러난 분이시고, 강성철 박사님은 세포의 중심을 거쳐 몸의 중심까지 드러난 분이시다.

필자는 관응 스님으로부터 몸의 중심을 지도받았고, 강성철 박사님으로부터 세포의 중심을 배웠다. 이에 두 분 스승님께 다시 한번 감사를 드린다. 두 분 스승님, 감사합니다.

두 분 스승님뿐만 아니라 지구촌에서 함께 살아가는 모든 사람이 한 날, 한 시에 진리의 승리자로 모두 함께 등극하기를 기원한다.

2020. 12. 25.
초원 최인호

CHAPTER.1

세포는 소용돌이다

세포는 몸을 구성하는 기본 단위 조직이다. 성인의 몸은 평균 60조 개에서 100조 개 정도의 세포로 이루어진다. 각각의 세포는 몸과는 독립적·독자적으로 존재하는 또 하나의 완전한 생명체다.

세포는 몸의 축소판으로서 몸의 모든 것에 상응하는 모든 것을 똑같이 갖추고, 똑같은 방식으로 작동한다. 따라서 모든 세포는 몸과 마음과 영혼이 있고, 산소를 호흡하며, 영양성분을 섭취하고, 소화하며, 배설한다.

몸은 전체 세포들의 총합이다. 그러므로 모든 세포의 활력 총합이 몸의 활력이고, 행복 총합이 몸의 행복이며, 생각 총합이 몸의 생각이고, 느낌 총합이 몸의 느낌이며, 고통 총합이 몸의 고통이고, 걱정 총합이 몸의 걱정이다. 또한, 모든 세포의 힘 총합이 몸의 힘이고, 모든 세포의 면역력 총합으로 코로나-19 바이러스를 비롯한 모든 질병을 이겨내고 건강한 몸을 유지하게 된다.

모든 생명체는 〈그림 1〉과 같이 하나의 소용돌이로 존재한다. 은하계, 태양계, 지구, 태풍, 단백질과 탄수화물의 분자구조, DNA, 원자, 소라, 조개, 영양, 물소, 솔방울, 사람, 호흡기, 순환기 등 모든 생명체는 소용돌이 형태이고, 소용돌이 원리에 따라 하나의 소용돌이로 작동한다.

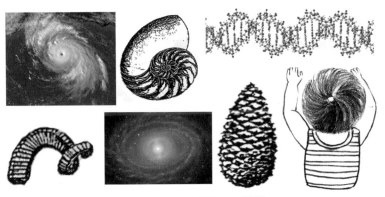

▲ 그림 1. 다양한 형태의 소용돌이들

완벽한 하나의 생명체로 존재하려면, 반드시 하나의 소용돌이로 존재해야 한다. 만일 어떤 생명체가 하나의 소용돌이로 존재하지 않으면, 소용돌이 원리가 작동할 수 없고, 따라서 그 생명체를 구성하는 모든 요소는 흩어지며 사라지므로 완벽한 하나의 생명체로 존재할 수 없다.

그러므로 세포도 완벽한 하나의 생명체로 존재하려면, 반드시 하나의 소용돌이로 존재해야 한다.

어떤 생명체가 완벽한 하나의 소용돌이로 존재하려면, 그 중심이 있어야 한다. 원소는 원자핵, 몸은 단전, 태풍은 태풍의 눈, 지구는 지구의 핵, 은하계는 거대한 블랙홀이라는 중심이 있기에 하나의 소용돌이로서 흩어지지 않고 존재한다.

세포 또한 완벽한 하나의 소용돌이로 존재하려면, 반드시 '세포의 중심(Center and core of the cell)'이 있어야 한다.

태풍, 전자, 지구, 태양, 은하계 등 우주의 창조물은 태어날 때부터 중심을 지니고 태어난다.

세포 또한 우주의 창조물이므로 태어날 때부터 중심을 지니고 태어난다. 그러나 세포의 중심이 언제나 존재하는 것은 아니다. 왜냐하면, 세포를 관리하는 것은 인간이기 때문이다. 따라서 인간이 관리하기에 따라 세포의 중심은 존재하기도 하고, 사라지기도 하며, 사라진 세포의 중심이 다시 드러나기도 한다.

CHAPTER.2
세포의 중심

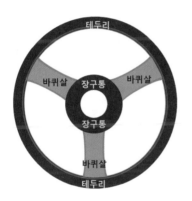

▲ 그림 2, 수레바퀴의 평면도

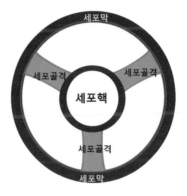

▲ 그림 3, 세포의 평면도

사라진 세포의 중심이 다시 드러나게 하려면, 중심의 원리를 이해해야만 하고, 중심의 원리를 이해하려면 수레바퀴의 원리를 이해하면 도움이 된다. 왜냐하면, 수레바퀴와 세포는 그 형태가 유사하고, 같은 원리로 작동하기 때문이다.

인간의 발명품인 수레바퀴는 〈그림 2〉와 같이 한가운데에 "수레 중심축"이 끼워지는 '장구통(중심축을 끼우는 부분)'이 있고, 장구통으로부터 사방으로 '바큇살'이 펼쳐지며, 바큇살의 끝부분을 '테두리'로 감싸는 형태다.

우주의 창조물인 세포도 〈그림 3〉과 같이 세포의 한가운데에 "세포 중심축"이 자리 잡는 '세포핵'이 있고, 세포핵으로부터 사방으로 '세포골격'이 펼쳐지며, 세포골격의 끝부분을 '세포막'으로 감싸는 형태다.

세포핵은 장구통, 세포골격은 바큇살, 세포막은 테두리로 세포와 수레바퀴는 같은 구조를 지니고 있다. 따라서 수레바퀴가 잘 굴러가는 원리는 세포에도 같은 방식으로 적용된다.

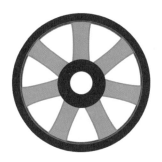 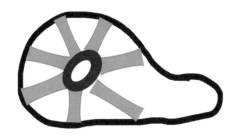

▲ 그림 4. 반듯한 수레바퀴   ▲ 그림 5. 찌그러진 수레바퀴

수레바퀴가 잘 굴러가려면, 수레바퀴의 중심이 존재해야 한다. 수레바퀴의 중심이 존재하려면, 〈그림 4〉처럼 '수레의 중심축'이 '수레바퀴의 한가운데'에 끼워져야 한다. 즉, 수레 중심축이 끼워지는 장구통이 수레바퀴의 한가운데에 자리 잡아야만 수레바퀴이 중심은 존재한다.

그러나 〈그림 5〉처럼 수레바퀴가 대칭성을 잃고 찌그러지면, 장구통도 찌그러지며 한쪽으로 치우치므로, 수레 중심축은 수레바퀴의 한가운데에 끼워질 수 없고, 따라서 수레바퀴의 중심은 존재하지 않는다.

수레바퀴의 중심이 존재하지 않으면, 수레바퀴는 처음부터 굴러가지 못하거나, 굴러가도 몇 바퀴 굴러가지 못하고 망가지게 된다.

마찬가지로 세포가 잘 작동하려면, '세포의 중심'이 존재해야 하고. 세포의 중심이 존재하려면, '세포의 중심축(Core)'이 '세포의 한가운데(Center)에 자리 잡아야' 한다. 이를 차례대로 살펴보면,

세포의 중심축은 세포가 작동하는 힘의 원천이다. 수레 중심축의 힘으로 수레바퀴가 굴러가듯이, 세포 중심축의 힘으로 세포는 작동한다. 세포가 하나의 소용돌이로 존재하는 것은 세포를 구성하는 모든 요소가 세포 중심축에 의해 조화롭게 작동하기 때문이다.

세포 중심축은 조화와 균형을 이루고 있는 다양한 종류의 수많은 원소다. 왜냐하면, 세포 차원의 힘은 조화와 균형을 이루고 있는 다양한 종류의 수많은 원소로부터 나오기 때문이다.

그러므로 오로지 조화와 균형을 이루고 있는 다양한 종류의 수많은 원소만이 세포 중심축이 될 수 있고, 그 이외의 어떤 세포조직이나 세포 외부에서 들어온 바이러스는 세포 중심축이 될 수 없다.

세포의 한가운데는 대칭형인 세포의 정중앙이다. 그러므로 세포의 한가운데가 존재하려면, 세포의 형태가 대칭형이어야 한다.

세포의 형태는 세포골격에 의해 결정된다. 따라서 세포가 대칭형이려면, 세포골격이 대칭형이어야 한다.

세포골격은 칼슘이 아닌 단백질로 만들어진다. 단백질로 만들어진 세포골격은 세포핵막과 세포막, 세포의 기관들을 잡아준다.

단백질로 만들어진 세포골격은 비닐 끈과 유사하다. 비닐 끈과 유사한 세포골격은 세포핵과 세포막 사이의 간격이 넓어지면 지나치게 넓어지지 않도록 잡아주고, 그 간격이 좁아져도 부러지지 않고 늘어진다.

비닐 끈과 유사한 세포골격이 대칭형이려면, 반드시 세포 내부에 다양한 종류의 수많은 원소가 조화와 균형을 이루며 존재해야 한다. 이처럼 세포 내부에 다양한 종류의 수많은 원소가 조화와 균형을 이루며 존재하는 것을 '세포의 미네랄밸런스'라고 한다.

이렇게 다양한 종류의 수많은 원소가 조화와 균형을 이룸으로써 세포의 미네랄밸런스가 이루어지면, 세포는 대칭형으로 활짝 펼쳐지고, 그에 따라 세포핵으로부터 사방으로 펼쳐진 세포골격은 팽팽해지며, 팽팽해진 세포골격에 의해 〈그림 6〉과 같이 세포핵은 세포의 한가운데에 자리 잡게 된다.

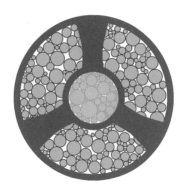

▲ 그림 6, 활짝 펼쳐져 세포의 중심이 드러난 세포

　세포핵이 세포의 한가운데 자리 잡으면, 미네랄밸런스를 이루고 있는 원소 중에서 강력한 에너지를 지닌 원소들은 세포 중심축으로서 〈그림 6〉의 노란색으로 표현된 세포핵을 구성하고, 나머지 원소들은 푸른색으로 표현된 세포의 나머지 부분에서 자기 자리를 지키며 존재하게 된다.

　이는 하나의 세포로 존재하는 달걀을 보아도 알 수 있다. 달걀을 구성하는 수많은 원소 중 강력한 에너지를 지닌 원소들은 달걀의 세포 중심축으로서 〈그림 7〉과 같이 노른자를 구성하고, 나머지 원소들은 흰자를 구성한다.

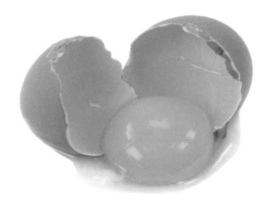

▲ 그림 7. 달걀의 노른자와 흰자

　이렇게 세포 내에 다양한 종류의 수많은 원소가 미네랄밸런스를 이루며 존재하면, 세포의 중심이 드러나게 된다.
그러므로 세포의 중심이 드러나려면, 반드시 미네랄밸런스가 이루어져야 한다.

CHAPTER.3

미네랄밸런스는 세포의 중심이다

하나의 세포는 수많은 원소로 이루어진다. 그러므로 세포를 구성하는 하나하나의 원소들은 '세포의 세포'들이다. 몸이 수많은 세포로 이루어지듯이, 세포는 원소라는 수많은 세포의 세포들로 이루어진다.

원소의 종류는 130여 가지이고, 그중 수소·산소·탄소·질소를 제외한 나머지 모든 원소를 미네랄 원소라고 한다. 따라서 미네랄 원소의 종류는 120여 가지가 넘고, 그중 인위적으로 만들어진 원소를 제외해도 100여 종류의 자연적인 미네랄 원소가 존재한다.

미네랄 원소는 세포를 구성하는 기본적인 재료다. 세포뿐 아니라 비타민과 호르몬, 각종 체액 등 몸을 구성하는 모든 것들은 반드시 각종 미네랄 원소가 있어야만 만들어진다.

세포를 구성하는 미네랄 원소는 주로 이온 형태로 존재한다. 대부분의 미네랄 원소는 세포 속에서 서로 엉킨 분자 형태가 아닌 원소 형태로 존재하는 것이다. 미네랄 원소는 각자 독자적이고 독립적으로 존재하는 것이다.

그렇다고 미네랄 원소가 제멋대로 존재하는 것은 아니다. 모든 미네랄 원소는 각자 자신의 자리를 지키며 유기적으로 연결되어 존재한다.

각각의 미네랄 원소는 그 종류에 따라 세포 안에서 서로 다른 기능을 수행한다. 칼슘(Ca), 칼륨(K), 마그네슘(Mg), 나트륨(Na), 금(Au) 등의 모든 미네랄 원소는 저마다 다른 역할을 수행하는 것이다.

그것은 각각의 세포가 몸에서 서로 다른 역할을 담당하는 것과 같다.

세포가 어떤 기능을 수행할 때마다 세포는 그 기능을 보유한 미네랄 원소를 사용한다. 백혈구 세포가 세균이나 암세포를 죽일 때는 나트륨을 사용하고, 심장이 수축할 때는 칼슘을 사용하며, 심장이 팽창할 때는 마그네슘을 사용하고, 간세포가 알코올을 해독하거나 신장 세포가 요산을 분해할 때는 산소와 함께 여러 가지 미네랄 원소를 복합적으로 사용하는 것처럼, 세포가 어떤 기능을 발휘하려면 반드시 미네랄 원소를 사용해야만 한다.

그러므로 미네랄 원소의 기능이 세포의 기능이다. 그것은 세포의 기능이 몸의 기능인 것과 같다.

고도로 진화한 인간의 세포들은 수많은 기능을 수행하고, 다양한 느낌·생각·감정을 느끼고 전달하고 표현할 수 있어야 하는데, 그때마다 반드시 그에 맞는 미네랄 원소를 사용해야만 한다.

그러므로 인간의 몸에는 대부분의 미네랄 원소가 있어야 하고, 그중 80여 종류 이상의 미네랄 원소는 일상생활을 영위하려면 반드시 있어야만 하는 필수 미네랄 원소다.

세포는 어떤 기능을 수행할 때마다 그 기능을 보유한 미네랄 원소를 사용하고, 그 기능을 제공한 미네랄 원소는 보유하고 있는 고유의 에너지를 소진한다. 그러면 세포는 에너지를 소진한 미네랄 원소를 세포 외부로 내보내고, 에너지를 가지고 있는 새로운 미네랄 원소를 세포 외부로부터 받아들인다.

예를 들어, 신장 세포가 미네랄 원소를 사용하여 요산을 요소수로 변화시키면, 그 과정에서 사용된 미네랄 원소는 보유한 에너지를 소진하므로 그 기능을 상실하게 된다. 따라서 신장 세포는 기능을 상실한 미네랄 원소를 세포 외부로 버리고, 새로운 미네랄 원소를 세포 외부에서 받아들인다.

현존하는 거의 모든 종류의 미네랄 원소는 세포라는 하나의 용기 속에서 〈그림 8〉과 같이 하나의 은하계를 구성하는 수많은 별처럼 서로 조화와 균형을 유지하며 존재한다. 세포라는 은하계 속에서 수천억에서 수천조 개에 달하는 미네랄 원소가 밤하늘에 빛나는 별처럼 조화롭게 존재하는 것이다.

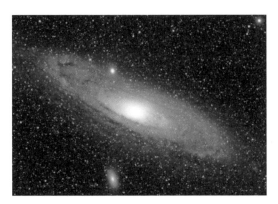
▲ 그림 8. 수많은 별이 조화와 균형을 유지하고 있는 은하계

　은하계에서 태양의 있어야 할 자리에 태양이 존재해야 한다. 만일 태양이 있어야 할 자리에 태양이 없거나 다른 별이 그 자리를 차지하고 있으면 은하계는 혼란에 빠지며 그 기능을 상실한다.

　마찬가지로 각각의 미네랄 원소는 세포 안에서 자신의 자리를 지켜야만 한다. 만일 특정 미네랄 원소가 있어야 할 자리에 그 미네랄 원소가 존재하지 않거나, 다른 미네랄 원소가 그 자리를 차지하면, 세포는 혼란에 빠지며 그 기능을 상실하게 된다.

　하나의 은하계에서 다양한 종류의 수많은 별이 자기 자리를 지키며 존재할 때, 은하계는 대칭형으로 활짝 펼쳐지며 그 중심이 드러나고, 은하계와 은하계를 구성하는 모든 별은 그 기능을 완벽히 발휘한다.

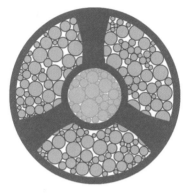

▲ 그림 9, 미네랄밸런스가 이루어진 세포

 마찬가지로 세포를 구성하는 다양한 종류의 수많은 미네랄 원소가 적절한 비율에 따라 골고루 존재하며 각자 자기 자리를 지킬 때, 세포는 〈그림 9〉처럼 미네랄 원소들로 가득하게 되므로 대칭형으로 활짝 펼쳐지고 그 중심이 드러나게 된다.

 이렇게 세포를 구성하는 미네랄 원소들이 적절한 비율로 골고루 존재하는 상태를 '미네랄밸런스가 이루어진 상태'라고 한다. 반대로 세포를 구성하는 미네랄 원소들의 비율이 무너져 특정 미네랄 원소가 없거나 부족하거나 과다한 상태를 '미네랄밸런스가 무너진 상태'라고 한다.
 미네랄밸런스가 무너지면, 세포는 미네랄 원소들로 가득 채워질 수 없으므로 〈그림 10〉처럼 찌그러지며 대칭성을 잃게 되고, 세포의 중심도 사라지게 된다.

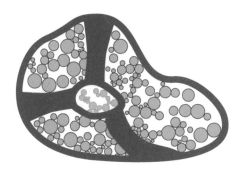

▲ 그림 10, 미네랄밸런스가 무너진 세포

    그러므로 세포의 미네랄밸런스와 세포의 중심은 같은 말이다. 세포의 미네랄밸런스가 이루어지면 세포의 중심이 드러나고, 세포의 미네랄밸런스가 무너지면 세포의 중심도 사라진다.

CHAPTER.4
세포의 중심이 드러나면

미네랄밸런스가 이루어지면 세포의 중심이 드러난다.

세포의 중심이 드러나면, 세포를 구성하는 모든 미네랄 원소는 자기 자리를 지키게 된다. 그것은 태풍의 중심이 드러나면 태풍의 눈을 축으로 모든 물방울이 자기 자리를 지키는 것과 같다.

세포를 구성하는 모든 미네랄 원소가 자기 자리를 지키면, 세포를 구성하는 모든 것들은 서로 의지하며 존재하게 된다. 이제 모든 미네랄 원소는 서로 의지하며 존재하는데, 칼슘은 마그네슘과 칼륨이 있기에 자기 자리에서 존재하고, 마그네슘은 칼륨과 유황이 있음으로써 존재하는 방식으로 모든 미네랄 원소는 서로 의지하며 존재한다. 또한, 세포의 기관들도 서로 의지하며 존재하는데, 세포막은 세포핵이 있기에 존재하고, 세포핵은 미토콘드리아가 있기에 존재하며, 미토콘드리아는 리보솜이 있기에 존재하는 방식으로 서로 의지하며 존재하게 된다.

세포를 구성하는 모든 것이 서로 의지하여 존재하면, 세포의 모든 것들은 중심을 축으로 일체화(통합)되어 유기적 일체로 작동하게 된다. 유기적 일체로 작동하는 세포는 비로소 독자적·독립적으로 존재하게 된다. 그 이전에 세포의 모든 것들은 흩어져 있었고, 부분으로만 존재하고 있었으며, 제각각 움직이고 있었다. 하지만 흩어져 있던 세포의 모든 것들이 세포의 중심을 축으로 유기적 일체로 작동하면, 비로소 세포는 '세포'라고 할 만한 독자적이고 독립적인 존재로 드러나는 것이다.

　유기적 일체로 작동하는 세포의 모든 것들은 본래의 기능을 완벽하게 발휘하게 된다. 세포를 구성하는 모든 원소는 물론이고, 원소들로 이루어진 세포핵·미토콘드리아·세포막·리보솜 등등…, 세포의 모든 것은 효율적이고 완벽하게 작동하는 것이다.

　이제 세포는 적시에 필요로 하는 미네랄 원소를 투입해 세포의 기능을 완벽히 수행한다. 근육세포는 완벽하게 수축하고 팽창하는 힘을 만들어내고, 신경세포는 이웃 세포와 정보를 긴밀히 주고받으며, 간세포는 독소를 효율적으로 분해하고, 피부세포는 외부세계의 온도변화로부터 몸을 완벽하게 보호하며, 모든 세포는 적절한 시기에 세포분열을 통하여 2세를 창조한다.

　세포의 중심이 드러나면, 바이러스처럼 이질적인 요소들은 세포 내부에 존재할 수 없게 된다. 왜냐하면, 유기적 일체로 작동하는 미네랄 원소들이 가득한 세포 안에는 이질적인 요소들이 자리 잡을 곳이 없기 때문이다. 유기적 일체로 작동하는 모든 미네랄 원소는 촘촘히 연결되어 하나의 에너지체로 존재하므로 바이러스나 세균 또는 폐기물 따위는 세포 바깥으로 튕겨 나가거나 분해되어 사라지게 된다.

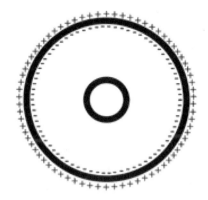

▲ 그림 11. 중심이 드러난 세포의 세포막 전위

또한, 중심이 드러난 세포는 해로운 바이러스나 세균 따위가 세포 부근에 접근하는 것조차 허용하지 않는다. 이제 세포막의 내·외부에는 〈그림 11〉과 같이 강력한 전기장이 형성되므로 해로운 바이러스나 세균은 세포 부근에 접근할 수 없게 된다.

그러나 미네랄밸런스가 무너지면 〈그림 12〉와 같이 세포는 찌그러지고 전기장도 느슨해진다. 따라서 세균과 바이러스는 쉽게 세포에 붙어 기생하거나 세포 내부로 침투하게 된다.

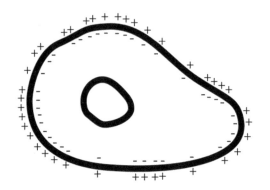

▲ 그림 12, 찌그러진 세포의 세포막 전위

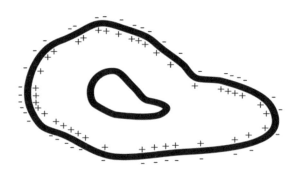

▲ 그림 13, 암세포의 세포막 전위

만일 미네랄밸런스가 완전히 붕괴하여 세포가 암세포로 변하면, 〈그림 13〉과 같이 세포막 내·외부의 전기장의 극성이 세균과 바이러스와 같은 극성으로 바뀌므로, 세포는 바이러스와 세균의 전진기지로 변하게 된다.

그러므로 세포의 중심이 드러날수록, 세포의 면역력은 강해진다. 이는 달걀을 보아도 알 수 있다. 왜냐하면, 몸은 달걀과 똑같은 구조를 지닌 100조 개의 세포들로 이루어지기 때문이다. 프라이팬에 떨어져도 노른자가 깨지지 않는 탄력적인 달걀은 세포의 중심이 드러난 달걀이고, 이런 달걀은 세균과 바이러스를 막아내므로 오랜 시간 동안 싱싱함을 유지한다. 반면에 프라이팬에 떨어지면 노른자가 힘없이 깨지는 달걀은 세포의 중심이 사라진 달걀이고, 이런 달걀은 쉽게 부패한다.

그러므로 세포의 중심이 면역력이다. 세포의 중심이 드러날수록 면역력은 강해지고, 세포의 중심이 사라질수록 면역력은 약해진다.

세포의 중심이 드러나면, 세포는 대칭형의 아름다운 결정체를 이루며 빛나게 되고, 세포를 구성하는 각각의 원소들도 자기 자리에서 대칭형의 반듯한 모습으로 드러나며 빛나게 된다. 그것은 부분은 전체를 닮고, 전체는 부분을 닮기 때문이다.

물 결정 사진은 이런 이치를 잘 보여준다. 〈그림 14〉와 같이 물방울의 중심이 드러나며 결정체를 이루면, 물방울을 구성하는 모든 물 분자와 물 분자를 구성하는 모든 원소는 자기 자리에서 반듯한 형태를 드러내며 빛을 발하게 된다. 물방울이 이루는 결정체는 똑같은 것이 없이 모두 다르지만, 그 형태는 모두 반듯하고 아름답다.

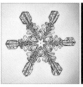

▲ 그림 14. 다양한 결정을 이룬 물방울 사진

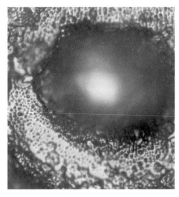

▲ 그림 15. 일그러진 물방울 사진

그러나 물방울의 중심이 무너지면, 물방울은 〈그림 15〉처럼 일그러지며 빛을 잃고, 그 물방울을 구성하는 물 분자들과 물 분자를 구성하는 원소들도 일그러지며 빛을 잃게 된다.

마찬가지로 세포의 중심이 드러나 세포가 결정체가 되면, 세포를 구성하는 모든 원소도 반듯한 형태로 빛나게 되지만, 세포의 중심이 무너지면 그 세포를 구성하는 원소들도 찌그러지며 빛을 잃게 된다.

세포의 중심이 드러나면, 중심에서 미네랄 원소들의 응집된 에너지가 발현하게 된다. 중심에서 발현하는 미네랄 원소들의 응집된 에너지는 강력한 파동이다.

미네랄 원소들의 강력한 파동은 태풍의 중심에 자리 잡은 텅 빈 공이 태풍의 모든 것을 주관하는 것처럼, 세포의 모든 것을 주관하게 된다. 미네랄 원소들의 강력한 파동은 세포가 한쪽으로 치우치거나 찌그러지지 않게 하고, 모든 세포조직이 제 기능을 발휘하게 하며, 에너지가 세포 전체를 골고루 빠르게 순환하게 하고, 세포가 바람직한 방향으로 진화하게 만드는 등 세포를 완벽히 작동하게 한다.

CHAPTER.5
세포의 탄생과 진화

생명의 어머니인 지구는 지구를 구성하는 모든 원소를 물에 녹여 원시 바다를 창조했고, 원시 바다에서 생명을 창조했다.

원시 바닷물은 미네랄밸런스를 유지하고 있었다. 왜냐하면, 원시 바다는 수십억 년에 걸쳐 지구에 존재하는 모든 종류의 원소들이 그 비율에 따라 물에 녹아 들어가며 만들어졌기 때문이다.

그러므로 미네랄밸런스는 지구를 구성하는 미네랄 원소들의 비율이자, 원시 바다를 구성하는 미네랄 원소들의 비율이다.

원시 바다는 지구의 양수다. 지구는 지구자기장과 원시 바다의 다양한 미네랄 원소의 조화와 균형 속에서 다양한 단백질을 창조했고, 다양한 단백질을 결합해 다양한 생명을 탄생시켰다. 그 생명들이 '세포'와 세포에 '유익한 미생물'이다.

당연히 지구의 양수에서 탄생한 세포와 유익한 미생물은 원시 바닷물 속에 녹아있는 산소를 호흡하고, 영양물질을 받아들이는 구조를 지니게 되었다. 또한, 지구와 원시 바다의 비율에 따라 모든 미네랄 원소를 수용하고, 그것들이 하나로 작동하는 형태와 구조로 진화하게 되었다. 모든 생명은 미네랄밸런스를 수용하고, 미네랄밸런스가 작동하는 시스템을 지니게 된 것이다.

지구의 양수에서 태어난 세포·유익한 미생물은 언제나 세포의 중심이 드러난 상태로 존재했다. 왜냐하면, 세포·유익한 미생물의 외부는 언제나 미네랄밸런스를 유지하는 원시 바닷물이 가득했기 때문이다.

미네랄밸런스가 이루어진 원시 바닷물은 언제나 맑고 깨끗했고, 세포와 유익한 미생물을 부패시키는 것은 존재할 수 없었다. 이는 지금까지 깊은 바닷물이 부패하지 않는 것을 보아도 알 수 있다.

그래서 세포와 유익한 미생물은 서로 공존하며, 원시 바닷물 속에서 억겁의 시간 동안 세포의 중심을 유지하며, 수없이 분열을 거듭하여 수많은 2세를 남길 수 있었다.

분열에 분열을 거듭한 세포는 원시 바다를 가득 채웠고, 필연적으로 영양물질을 얻기 위해 서로 경쟁하게 되었다. 세포들은 경쟁에서 이기기 위해 서로 역할을 분담하여 하나의 몸으로 결합하는 방식으로 진화했다.

어떤 세포들은 눈, 다른 세포들은 소화기관, 또 다른 세포들은 아가미로 서로 역할을 분담하여 더 큰 생명체인 하나의 몸으로 진화했고, 그 과정에서 세포와 유익한 미생물의 공존 관계는 더욱 긴밀해졌다.

그렇게 하나의 몸으로 진화해도 세포는 언제나 원시 바닷물 속에서만 존재할 수 있을 뿐이었다. 왜냐하면, 세포는 미네랄밸런스가 이루어진 원시 바닷물 속에서만 생존할 수 있기 때문이다.

 하나의 몸으로 진화해도 원시 바닷물 속에서만 생존이 가능한 세포는, 언제나 원시 바닷물이 세포들 사이로 흐르는 구조로 진화할 수밖에 없었다. 따라서 세포들 사이에는 원시 바닷물과 똑같은 혈액이 흐르게 되었고, 세포들은 원시 바닷물 대신, 미네랄밸런스를 유지한 혈액을 통해 산소·미네랄 원소·영양물질을 공급받게 되었다.

 하나의 몸이 혈액의 미네랄밸런스를 유지하는 것은 어떤 어려움도 없었다. 왜냐하면, 하나의 몸의 외부는 언제나 미네랄밸런스를 유지하는 원시 바닷물로 가득했으므로, 혈액은 언제나 미네랄밸런스를 유지했기 때문이다. 원시 바닷물처럼 미네랄밸런스를 유지하는 혈액은 맑고 깨끗하므로, 그 속에는 세포를 부패하게 하는 것은 처음부터 존재할 수 없었다.

 그렇게 세포는 미네랄밸런스가 이루어진 원시 바닷물과 혈액 속에서 수십억 년 동안 생존하면서 수많은 생명체로 진화하고 번성할 수 있었다.
 만일 미네랄밸런스가 이루어진 원시 바닷물이나 혈액 속에 세포를 부패시키는 어떤 것, 예를 들어 단 한 종류의 해로운 세균이나 바이러스가 존재할 수 있었다면, 모든 세포는 진화과정에서 사라졌을 것이고, 생명의 물줄기는 다른 방향으로 이어졌을 것이다.

그 후 세포는 어류, 양서류, 파충류, 포유류로 진화하며 바다를 벗어나 육지로 진출했다. 마침내 지구는 수십억 년에 걸쳐 지구의 양수에서 진화시킨 생명을 공기 중으로 출산한 것이다.

지구와 마찬가지로 모든 어머니는 원시 바닷물과 똑같은 양수 속에서 하나의 세포를 진화시킨 후 공기 중으로 출산한다. 하나의 세포는 어머니의 양수 속에서 아홉 달 동안 모든 진화과정을 압축하여 거친 후, 하나의 몸으로 진화하여 공기 중으로 나온다.

육지로 진출한 몸의 외부는 원시 바닷물 대신 공기로 가득하다. 공기 중에는 미네랄 원소가 존재하지 않으므로 몸은 미네랄 원소를 먹이와 물을 통해서 얻어야만 한다. 따라서 혈액의 미네랄밸런스를 유지하기는 쉽지 않게 되었다.

이제 몸은 미네랄 원소들을 풍부하게 함유한 물과 먹이를 충분히 섭취하면 혈액의 미네랄밸런스를 유지할 수 있지만, 그렇지 않으면 혈액의 미네랄밸런스는 무너지게 되었다.

시간이 지남에 따라 육지의 미네랄 원소 함유도는 떨어진다. 왜냐하면, 바닷물 속에 있던 육지가 대륙의 융기 작용으로 물 바깥으로 드러났을 때는 미네랄 원소가 풍부하지만, 시간이 지남에 따라 미네랄 원소는 빗물에 녹아 바다로 돌아가므로 육지의 미네랄 원소는 점차 사라지기 때문이다. 그리고 지구 산성화는 그런 과정을 촉진한다.

그러므로 시간이 지날수록 육지로 진출한 몸은 충분한 양의 미네랄 원소를 섭취하기 어렵게 되었다. 더욱이 모든 생명 활동은 미네랄 원소를 소비하고 산성 물질을 생성한다. 따라서 육지로 진출한 몸은 점차 미네랄 원소들을 잃게 되었고, 그에 따라 혈액은 미네랄밸런스가 무너지며 산성화되었다.

세포는 산성화된 혈액 속에서 생존할 수 없다. 산성화된 혈액은 걸쭉하므로 미세한 혈관 속에서 흐름이 끊어지고, 산소·미네랄 원소·영양성분을 충분히 함유할 수 없기 때문이다.

또한, 유익한 미생물 중의 일부는 산성화된 환경에서 살아남기 위해 해로운 세균과 바이러스로 변형되었다. 그것은 몸이 산성화되면, 정상 세포가 암세포로 변하는 것과 같은 원리다. 해로운 세균과 바이러스는 산성화된 먹이를 먹어야만 생존할 수 있으므로, 세포와 유익한 미생물을 산성화시켜 잡아먹는다.

이제 지구에는 미네랄밸런스가 이루어진 원시 바닷물에서 태어나 그곳에서 진화한 세포·유익한 미생물과, 미네랄밸런스가 붕괴되고 산성화된 환경에서 태어나 그곳에서 진화한 수많은 유형의 해로운 세균·바이러스가 공존하며 순환하게 되었다.

세포와 유익한 미생물은 미네랄밸런스가 이루어진 약알칼리성의 원시 바다에서 태어나 그곳에서 살아가므로, 그곳에 존재하는 모든 종류의 미네랄 원소가 조화와 균형을 유지하는 방식으로 진화한다. 따라서 시간이 지날수록 더욱더 크고 복잡하면서도 고도로 일체화된 다양한 생명체로 진화한다.

그에 반해 해로운 세균과 바이러스는 미네랄밸런스가 붕괴된 산성화된 환경에서 태어나 그곳에서 살아가므로, 그곳에 존재하는 일부 미네랄 원소만이 조화와 균형을 유지하는 방식으로 진화한다. 따라서 최대한 진화해도 조그마한 벌레(蟲) 이상의 생명체로 진화할 수 없었다.

산성화된 환경의 유형에 따라 그곳에서 탄생하고 진화한 세균·바이러스의 종류는 다르다. 왜냐하면, 특정한 유형의 산성화된 환경에서 탄생한 세균·바이러스는, 그러한 환경을 조성하는 몇몇 특정한 미네랄 원소로만 이루어지고, 그런 미네랄 원소들이 유기적으로 작동하는 형태와 구조를 지니기 때문이다.

산성화는 미네랄밸런스가 무너지며 발생하는 현상이다. 그런데 미네랄밸런스가 무너진 유형은 수없이 다양하다. 왜냐하면, 미네랄 원소의 종류는 100여 가지 이상이기 때문이다. 단 한 종류 또는 몇 가지 종류의 미네랄 원소가 부족해도 미네랄밸런스는 무너지고, 수십 종의 미네랄 원소가 부족해도 미네랄밸런스는 무너진다. 따라서 미네랄밸런스가 무너져 산성화된 유형은 수없이 다양할 수밖에 없고, 그 유형을 pH 수치로 분류하는 것은 불가능하다.

그러므로 세균·바이러스의 종류는 수없이 다양할 수밖에 없다.

그리고 모든 세균·바이러스는 끊임없이 분화하며 진화하므로 더욱더 수많은 종류의 세균·바이러스가 생기게 되었다.

모든 생명체는 자신이 처음 태어난 환경과 똑같은 환경에서는 활발하게 활동하며 진화하지만, 다른 환경에서는 힘을 쓰지 못하므로 약해지다가 사멸한다.

세포와 유익한 미생물은 미네랄밸런스가 이루어진 원시 바닷물과 혈액 속에서 태어나고 진화한 생명체들이다. 그러므로 미네랄밸런스가 이루어진 원시 바닷물과 혈액 속에서 활발하게 활동하고 번식하지만, 산성화된 환경에서는 힘을 쓰지 못하고 약해지다가 사멸하게 된다.

따라서 지구에 존재하는 모든 세포와 유익한 미생물을 제거하려면 지구를 산성화시키면 된다. 특히 바다가 산성화되면 모든 세포와 유익한 미생물은 한순간에 멸종할 것이다.

그에 반해 해로운 세균과 바이러스는 다양한 산성화된 환경 중한 가지 유형의 산성화된 환경에서 태어나고 진화한 생명체들이다. 따라서 자신이 태어나고 진화한 산성화된 환경과 유사한 산성화된 환경에서는 활발하게 활동하고 진화하지만, 다른 유형의 산성화된 환경 또는 미네랄밸런스가 이루어진 약알칼리성의 환경에서는 힘을 쓰지 못하고 약해지다가 사멸한다.

그러므로 해로운 세균과 바이러스를 제거하는 두 가지 방법이 존재한다.

첫 번째는 특정한 세균·바이러스가 태어나고 진화한 환경과 다른 유형의 산성화된 환경을 조성함으로써 특정한 세균·바이러스만을 제거하는 방법인데, 현대의학이 주로 사용하는 방법이다. 그러나 이 방법은 또 다른 유형의 세균·바이러스를 불러올 뿐 아니라, 세포와 유익한 미생물까지 사멸시키므로 매우 비효율적이다.

두 번째는 미네랄밸런스가 이루어진 원시 바닷물 또는 혈액으로 모든 해로운 세균·바이러스를 한꺼번에 제거하는 방법이다. 미네랄밸런스가 이루어진 물과 혈액에서 모든 종류의 해로운 세균·바이러스는 힘을 쓰지 못하고 약해지다가 사멸하고, 세포와 유익한 미생물은 힘이 강해지고 활발하게 번식하므로 이 방법은 매우 효율적이다.

그러므로 혈액의 미네랄밸런스를 유지하는 것이 중요하다. 왜냐하면, 혈액의 미네랄밸런스를 유지하면, 모든 세포와 유익한 미생물은 활발하게 번식하는 동시에 모든 해로운 세균과 바이러스는 사멸하지만, 혈액의 미네랄밸런스가 무너지면 그 반대의 상황이 펼쳐지기 때문이다.

그러나 지금 지구촌은 급속한 산성화가 진행되고 있다.

CHAPTER.6
질병의 뿌리

지구는 산성화되고 있다. 대기는 이산화탄소를 비롯한 온실가스가 증가하면서 산성화되고, 대지는 하늘에서 내리는 산성비와 함께 비료·농약 등의 온갖 화학물질로 산성화되며, 그에 따라 바다도 산성화되고 있다. 산성비는 육지의 미네랄 원소들을 녹여 바다로 끌고 가므로 시간이 지날수록 대지의 미네랄 원소 함유도는 떨어지게 된다.

그에 따라 식물과 동물은 미네랄 원소를 충분히 섭취할 수 없게 되었고, 그런 식물과 동물을 먹고 사는 인간도 미네랄 원소를 충분히 섭취하지 못하게 되었다. 따라서 인간의 혈액은 미네랄밸런스가 무너지며 산성화되고 있다.

산성화된 혈액은 미네랄밸런스가 무너진 상태이므로 미네랄 원소가 부족하다. 따라서 산성화된 혈액을 공급받는 세포는 미네랄밸런스가 무너지고, 세포의 중심도 사라지므로, 세포의 기능을 제대로 수행할 수 없게 된다.

또한, 산성화된 혈액은 걸쭉해지면서 혈전(어혈)을 만들어 낸다. 혈전이 섞여 점성이 높아진 혈액은 혈관을 막는다. 혈전은 미세한 모세혈관부터 막기 시작해 세동맥과 대동맥까지 막는다. 특히 신장과 간의 혈관이 막히면, 많은 수의 신장세포와 간세포가 기능을 상실하면서 요산과 독소를 제거하지 못하게 된다. 강력한 산성 물질인 요산과 독소를 제거하지 못하면, 혈액은 더욱더 산성화되므로 더 많은 혈전이 만들어지고, 더 많은 장기와 조직의 혈관이 광범위하게 막힌다.

혈관이 막힌 부분의 세포들은 미네랄 원소를 전혀 공급받지 못한다. 따라서 세포의 미네랄밸런스는 붕괴되고, 세포의 중심도 완전히 사라지게 된다.

모든 질병은 세포가 산성화된 혈액을 공급받거나, 산성화된 혈액이 혈관을 막아 혈액의 공급이 중단됨으로써 발생한다. 조그마한 여드름부터 각종 암에 이르기까지, 외부적인 충격 이외의 모든 크고 작은 질병은 혈액의 산성화로부터 비롯되는 것이다.

산성화된 혈액이 혈관을 막아 세포에 혈액이 공급되지 않는 것도, 막힌 혈관이 터지는 것도, 면역기능이 떨어져 해로운 세균·바이러스가 침입하는 것도, 각종 장기와 감각기관의 기능이 떨어지는 것도, 정상 세포가 암세포로 변하는 것도, 심장이 높은 압력으로 박동하는 것도, 모두 혈액이 미네랄밸런스가 무너지며 산성화되었기 때문이다. 그러므로 〈그림 16〉과 같이 혈액의 산성화는 모든 질병의 뿌리다.

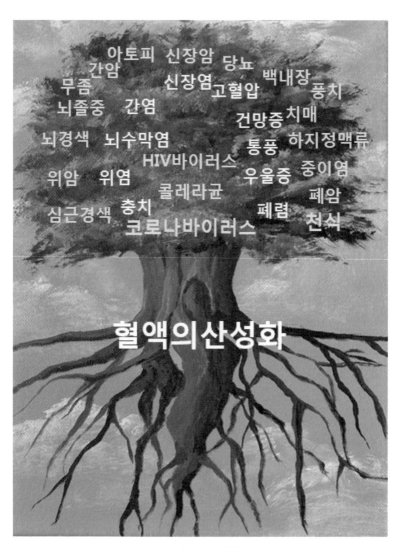

▲ 그림 16, 질병나무

혈액의 산성화가 심할수록 위중한 질병이 발생한다. 혈액의 pH가 7.0 이하로 내려가면 몸이 불편하기 시작하고, 6.0 이하로 내려가면 각종 질병으로 환자 수준에 이르게 되며, 5.0 이하가 되면 각종 암이 발생하기 시작하고, 4.0 이하가 되면 사망한다.

그것은 혈액이 산성화될수록 미네랄밸런스는 심하게 무너지고, 세포는 극단적으로 찌그러지며 중심을 잃기 때문이다.

그러므로 질병을 근원적으로 극복하려면, 산성화된 혈액의 미네랄밸런스를 회복함으로써 세포의 중심이 다시 드러나게 해야만 한다.

그렇다면, 무너진 혈액의 미네랄밸런스를 다시 회복하려면 어떻게 해야 할까?

CHAPTER.7
미네랄 원소들의 결정체

식품에는 모든 종류의 미네랄 원소가 함유되어 있다. 따라서 미네랄 원소를 풍부하게 함유한 자연식품을 골고루 충분히 섭취하면, 무너진 혈액의 미네랄밸런스를 회복하고, 세포의 중심이 드러나게 할 수 있다.

자연식품 이외에, 무너진 혈액의 미네랄밸런스를 다시 회복하는 방법은 존재하지 않는다. 그것은 바다를 벗어난 모든 세포는, 자연식품에 녹아있는 미네랄 원소를 혈액을 통해 공급받는 방식으로 진화했기 때문인데, 이는 달걀을 보면 알 수 있다.

방사되어 자연에서 먹이활동을 한 닭은 혈액의 미네랄밸런스를 유지하고, 세포의 중심도 드러나므로 세포 중 하나인 달걀의 중심도 드러난다. 따라서 닭은 건강하고, 달걀은 탄력이 넘치고 면역력이 강해 오랫동안 싱싱함을 유지한다.

하지만 비좁은 닭장에 갇혀 옥수숫가루와 항생제로 연명한 닭의 혈액은 미네랄밸런스가 무너지며 산성화되고, 세포의 중심도 사라지므로 세포 중 하나인 달걀의 중심도 사라진다. 따라서 닭은 병약하고, 달걀은 탄력이 없고 면역력이 약해 쉽게 상한다.

이렇게 달걀은 오로지 자연식품만이 혈액의 미네랄밸런스를 유지하고 세포의 중심이 드러나게 할 수 있고, 사람이 제조한 조악한 사료와 화학물질은 결코 혈액의 미네랄밸런스와 세포의 중심이 드러나게 할 수 없다는 진리를 잘 보여준다.

이런 진리를 간파한 의성 히포크라테스(Hippocrates)는 "음식으로 못 고치는 병은 약으로도 못 고친다."라고 했다. 이 말은 '약으로 못 고치는 병을 자연식품으로는 고칠 수 있다.'는 의미다.

그는 자연식품을 미네랄밸런스의 비율에 맞게 골고루 충분히 섭취하면, 혈액의 미네랄밸런스를 회복하고 세포의 중심이 드러남으로써 모든 질병을 극복할 수 있다고 말한 것이다.

그러나 한 가지 식품은 단지 몇 가지 종류의 미네랄 원소만 함유하고 있다. 또한, 지구 산성화로 인해 식품의 미네랄 원소 함유도는 시간이 갈수록 떨어지고 있다.

그러므로 자연식품을 통해 100여 종류 이상의 미네랄 원소를 골고루 충분히 섭취하려면, 매일 백여 종류 이상의 식품을 엄청나게 많이 먹어야만 한다. 따라서 단순히 자연식품을 섭취하는 것만으로는 혈액의 미네랄밸런스를 회복하고 유지하기 어렵게 되었다.

하지만 현대과학을 충분히 활용하면, 완벽한 미네랄밸런스의 비율을 찾아내고, 그 비율에 맞게 식품에서 미네랄 원소들을 추출하여 '미네랄 원소들의 결정체'를 만들 수 있다.

그렇게 만들어진 미네랄 원소들의 결정체를 섭취하면, 백여 종류 이상의 자연식품을 골고루 충분히 섭취하는 것과 같으므로, 혈액의 미네랄밸런스 회복하고, 세포의 중심이 드러나게 할 수 있다.

그러므로 미네랄 원소들의 결정체는 반드시 다음과 같은 특징을 지녀야 한다.

첫째, 미네랄 원소들의 결정체는 먹을 수 있는 맛있는 식품이어야 한다. 왜냐하면, 몸이 먹을 수 없는 물질은 세포도 먹을 수 없고, 몸에 유익한 물질은 세포에도 유익하고, 세포가 좋아하는 물질은 몸도 좋아하기 때문이다.

그러므로 맛있게 먹을 수 없는 물질은 미네랄 원소들의 결정체일 수 없다.

둘째, 미네랄 원소들의 결정체는 물에서 이온의 형태로 존재해야 한다. 왜냐하면, 이온으로 존재하는 미네랄 원소는 물에 잘 녹아 세포 속으로 쉽게 흡수되어 고유의 기능을 발휘하지만, 물에 녹지 않는 물질은 세포 속으로 쉽게 흡수되지 않고, 흡수되어도 미네랄 원소 고유의 기능을 발휘할 수 없기 때문이다.

그러므로 물에 녹지 않는 물질은 미네랄 원소들의 결정체일 수 없다.

셋째, 미네랄 원소들의 결정체가 녹아있는 용액은 원시 바닷물처럼 미네랄밸런스가 이루어져야 한다.

그러므로 미네랄밸런스가 이루어진 미네랄 원소들의 결정체 용액에서 모든 세포는 세포의 중심이 드러나므로 번성하지만, 모든 해로운 세균·바이러스·암세포는 찌그러지며 사멸해야 한다.

따라서 미네랄 원소들의 결정체 용액을 마시면, 입안과 식도, 위장을 구성하는 모든 세포·유익한 미생물은 번성하고, 그곳에 서식하는 충치균·풍치균·백태균을 비롯한 모든 세균과 바이러스는 사라지므로, 속은 편안해지고 대변은 황금색으로 변하며 소화 기능은 획기적으로 향상되어야 한다.

마찬가지로 미네랄 원소들의 결정체 용액을 상처에 바르면, 상처는 빠르게 아물어야 한다.

또한, 미네랄 원소들의 결정체 용액은 오랜 시간이 지나도 부패하지 않아야 한다. 왜냐하면, 그 안에서는 물질을 부패시키는 모든 세균과 바이러스는 사멸하기 때문이다.

그러므로 찌그러진 세포의 중심을 다시 드러나게 하지 못하거나, 모든 유해한 혜균·바이러스를 제거하지 못하는 물질은 미네랄 원소들의 결정체일 수 없다.

넷째, 미네랄 원소들의 결정체가 녹은 용액이 혈액으로 들어가면, 혈액은 빠르게 미네랄밸런스를 회복해야 한다.

미네랄밸런스를 회복한 혈액은 혈전을 생성하지 않는 것은 물론, 기존의 혈전을 녹여 몸 바깥으로 배출시켜야 한다. 따라서 산성화된 혈액이 혈관을 막으면서 발생하는 모든 질병은 한꺼번에 치유되어야 한다.

또한, 미네랄밸런스를 회복한 혈액 속에서, 모든 해로운 세균·바이러스· 암세포는 사멸해야 한다.

그러므로 혈액의 미네랄밸런스를 빠르게 회복시키지 못하는 물질은 미네랄 원소들의 결정체일 수 없다.

다섯째, 미네랄밸런스를 회복한 혈액을 공급받은 세포는, 세포의 중심이 빠르게 드러나야 한다.

세포의 중심이 드러난 모든 세포는, 모든 세균과 바이러스를 물리쳐야 한다. 설사 바이러스가 세포 안에 기생하며 숨어있어도 빠르게 사멸해야 한다. 왜냐하면, 세포의 중심이 드러나면, 세포 내·외부에 바이러스가 자리 잡을 곳이 없어지기 때문이다.

특히, 세포의 중심이 드러난 면역세포는 가장 강력한 강자로서 모든 해로운 세균·바이러스·암세포를 제거해야 한다. 왜냐하면, 세포의 중심이 드러난 면역세포는 시간이 지날수록 그 숫자가 많아지며 힘이 강해지지만, 세균·바이러스·암세포는 시간이 지날수록 힘이 약해지며 그 숫자도 줄기 때문이다.

따라서 세포의 중심이 드러난 면역세포는, 몸 안에 존재하는 모든 종류의 해로운 바이러스와 세균은 물론 암세포를 신속하게 제거해야 한다. 당연히 지금 세계적으로 유행하고 있는 코로나19 바이러스도 빠르게 제거해야 하고, 그 외에 항생제에 내성을 지닌 모든 종류의 슈퍼 바이러스와 슈퍼 세균, 슈퍼 박테리아도 제거해야 한다.

그러므로 세포의 중심이 드러나게 하지 못하는 물질은 미네랄 원소들의 결정체일 수 없다.

여섯째, 미네랄 원소들의 결정체 용액을 혈관에 수액으로 주사하면, 어떤 부작용도 없이 가장 빠르고 효과적으로 혈액의 미네랄 밸런스를 회복시켜야 한다.

미네랄 원소들의 결정체는 순수한 자연식품에서 미네랄 원소만을 추출하여 만들어진 것이므로 몸과 세포가 가장 좋아하는 물질이다. 따라서 미네랄 원소들의 결정체 용액을 혈관에 주입해도 어떤 부작용도 발생할 수 없다. 그러므로 미네랄 원소들의 결정체로 만들어진 링거액은 복잡한 임상 시험을 거치지 않아도 안전성에 문제가 없어야 한다.

그러므로 수액으로 혈관에 직접 투여할 수 없는 물질은 미네랄 원소들의 결정체일 수 없다.

일곱째, 미네랄 원소들의 결정체는 몸의 힘을 강하게 해야 한다. 왜냐하면, 미네랄 원소들의 결정체를 섭취하면 몸을 구성하는 100조개의 세포들은 싱싱한 달걀처럼 탄력적으로 변하므로 그 기능을 완벽하게 발휘하는 동시에 미네랄 원소를 주고받으며 하나로 연결되기 때문이다.

미네랄밸런스를 회복한 세포들은 힘이 넘치는 동시에 미네랄 원소들을 매개로 서로 의사소통을 하면서 하나로 연결되어 유기적 일체로 작동한다. 따라서 몸은 힘이 강해지고 균형감각과 운동능력이 획기적으로 향상된다.

그러므로 섭취해도 몸의 균형감각과 힘이 크게 상승하지 않는 물질은 미네랄 원소들의 결정체일 수 없다.

여덟째, 미네랄 원소들의 결정체는 인류에게 불로장생(不老長生)을 가져와야 한다. 왜냐하면, 미네랄 원소들의 결정체를 섭취한 몸은 언제나 젊고 건강한 세포들로만 구성되기 때문이다.

체세포의 수명은 평균 30일 정도이다. 늙음은 죽거나, 찌그러져 기능이 떨어진 세포들의 숫자가 증가하면서 발생하는 현상이다. 죽거나 찌그러진 세포들의 숫자가 증가하면, 몸은 힘이 떨어지고 주름이 생기며 피부에 반점이 생기거나 색깔이 변하는 등의 현상이 나타나는데 그것이 늙음이다.

세포가 죽거나 찌그러지는 것은 세포가 미네랄밸런스를 상실했기 때문이고, 세포가 미네랄밸런스를 상실하는 것은 몸에서 미네랄 원소들이 빠져나간 만큼 몸에 미네랄 원소들이 보충되지 않았기 때문이다. 결국, 늙음은 몸이 미네랄 원소들을 잃음으로써 나타나는 현상이다.

그러나 미네랄 원소들의 결정체를 계속 섭취하면, 계속 미네랄 원소들이 공급되므로, 모든 세포는 언제나 미네랄밸런스를 유지하게 된다. 따라서 세포들은 본래의 형태와 기능을 유지하다가, 세포분열을 통해 똑같은 세포를 만들어낸 후 30일 후에 죽고, 그러한 과정은 끝없이 이어지므로 몸은 언제나 30일 이내의 젊고 건강한 세포들로만 구성된다.

따라서 언제나 젊고 건강한 세포들로만 이루어진 몸에는 늙음이라는 현상이 나타날 수 없고, 오히려 늙어가던 몸은 시간이 지날수록 힘이 강해지고, 피부에 탄력이 생기고 윤기가 나면서 젊어지게 된다.

그러므로 어떤 물질을 먹을수록 활기차고, 힘이 세지며, 젊어지지 않으면 미네랄 원소들의 결정체일 수 없다.

아홉째, 미네랄 원소들의 결정체는 비만하거나 깡마른 몸을 반듯하고 정상적인 몸으로 변화시켜야 한다.

〈그림 17〉처럼 세포의 내부에 미네랄 원소들 대신 물 분자나 기름 분자 또는 단백질 분자들이 가득 차면, 세포는 비대해지고, 비대한 세포들로 이루어진 몸도 비대해진다.

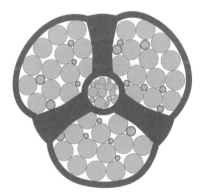

▲ 그림 17. 비대한 세포

또한, 〈그림 18〉처럼 세포의 내부에 미네랄 원소 등이 부족하면, 세포는 쪼그라지고, 쪼그라진 세포들로 이루어진 몸도 쪼그라지며 깡마르게 된다.

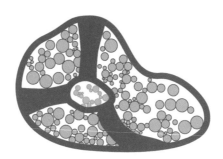

▲ 그림 18, 쪼그라진 세포

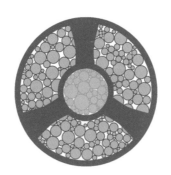

▲ 그림 19, 반듯한 세포

그러나 미네랄 원소들의 결정체를 계속 섭취하면, 〈그림 19〉처럼 몸을 구성하는 모든 세포의 내부는 미네랄밸런스를 이룬 미네랄 원소들로 꽉 차게 된다. 따라서 쪼그라진 세포는 반듯해지고, 비대한 세포도 그 내부에 필요 이상의 영양물질이 존재할 수 없으므로 반듯해진다. 따라서 반듯한 세포들로 이루어진 몸도 반듯해진다.

또한, 미네랄밸런스를 이룸으로써 반듯해진 세포들로 이루어진 몸은, 물과 음식을 많이 먹어도 비대해지지 않는다. 왜냐하면, 미네랄밸런스를 유지하는 세포 내부에는 필요이상의 영양물질이 들어갈 수 없기 때문이다.

그러므로 어떤 물질을 지속적으로 섭취해도 몸의 형태가 반듯해지지 않으면 미네랄 원소들의 결정체일 수 없다.

열째, 이와 같은 미네랄 원소들의 결정체의 특징은 모든 식물이나 가축에게 똑같이 적용되어야 한다. 왜냐하면, 식물이나 가축을 구성하는 세포들도 원시 바닷물에서 태어나고 진화한 생명체들이기 때문이다.

그러므로 가축이나 식물에 똑같이 적용되지 않는 물질은 미네랄 원소들의 결정체일 수 없다.

CHAPTER.8
미네랄톡톡(mineraltoctoc)

최첨단의 과학기술에 의해 '미네랄톡톡'이라는 미네랄 원소들의 결정체가 이미 개발되어 있다. 미네랄톡톡은 미네랄 원소들의 결정체가 갖추어야 여러 가지 조건들을 갖추고 있다.

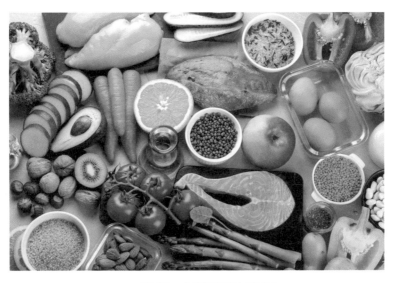

▲ 그림 20. 미네랄톡톡의 재료들

첫째, 미네랄톡톡은 〈그림 20〉과 같은 순수한 자연식품으로만 만들어진다. 각종 과일, 채소, 육류, 수산물 등의 자연식품에서 미네랄 원소를 추출하여 미네랄톡톡은 만들어진다. 따라서 미네랄톡톡은 특정한 질병을 치유하는 약이 아닌 맛있는 자연식품으로 존재한다.

그러므로 미네랄톡톡은 첫 번째 미네랄 원소들의 결정체의 특징을 갖추고 있다.

둘째, 미네랄톡톡을 구성하는 미네랄 원소들은 물에 녹아 이온의 형태로 존재한다.

그러므로 미네랄톡톡은 두 번째 미네랄 원소들의 결정체의 특징을 갖추고 있다.

셋째, 미네랄톡톡이 희석된 용액은 원시 바닷물처럼 미네랄밸런스를 유지한다.

그러므로 미네랄톡톡 용액에서 모든 세포와 유익한 미생물은 그 중심이 드러나므로 면역력이 강해지고 번성하지만, 모든 해로운 세균·바이러스·암세포는 찌그러지다가 사멸한다.

이 같은 사실은 동남의화학학연구원과 한국의과학연구원에서 실시한 '미생물배양실험'과 '미생물 항균 활성 및 생장 촉진능 실험', '암세포 성장 및 독성 실험', '면역세포·폐세포 성장 및 독성 실험'을 통해 확인할 수 있는데, 위 실험 자료는 이 책의 뒷부분에 첨부돼 있다.

위 실험을 통해, 미네랄톡톡 용액에서 〈그림 21〉과 같이 면역세포·폐세포와 유익한 미생물인 고초균과 유산균은 활발하게 번식하지만, 해로운 세균인 대장균·포도상구균과 일곱 종류의 암세포는 완전히 사멸한다는 사실을 확인할 수 있었다.

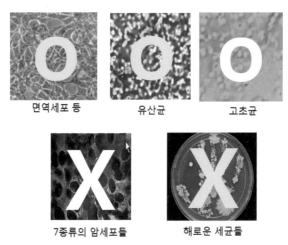

면역세포 등   유산균   고초균

7종류의 암세포들   해로운 세균들

▲ 그림 21, 동남의화학연구원과 한국의과학연구원 실험결과

면역세포·폐세포와 유익한 미생물인 고초균·유산균이 활발하게 번식한다는 것은, 모든 종류의 세포와 유익한 미생물이 번성한다는 의미이다. 또한, 두 종류의 해로운 세균과 일곱 종류의 암세포가 사멸한다는 것은, 모든 종류의 해로운 세균과 암세포가 사멸한다는 의미다.

지금까지 인간이 만든 용액에서, 세포와 유익한 미생물은 활발하게 번성하고, 해로운 세균과 암세포들은 사멸하는 현상이 동시에 일어나게 하는 물질은 존재하지 않았다. 하지만 미네랄톡톡 용액에서 그런 현상이 발생한 것이다.

미네랄톡톡에 대한 바이러스의 성장 및 독성 실험은 그 위험성으로 인해 필자가 수행할 수 없었다. 하지만 미네랄톡톡 용액에서 해로운 세균·암세포가 사멸하는 것은, 모든 종류의 바이러스도 사멸한다는 것을 의미한다. 왜냐하면, 미세한 생명체인 바이러스는 세균이나 암세포보다 구조적으로 취약하므로 환경이 약간만 변해도 사멸하기 때문이다.

그러므로 미네랄톡톡은 세 번째 미네랄 원소들의 결정체의 특징을 갖추고 있다.

넷째, 미네랄톡톡 용액을 섭취하면, 혈액은 미네랄밸런스를 회복하여 원시 바닷물처럼 맑고 깨끗해진다.

이는 혈액의 흐름이 멈춤으로 인해 다리 절단 수술을 앞두고 있던 〈그림 22〉의 하지정맥류 환자와 〈그림 23〉의 당뇨병 환자가, 미네랄톡톡 용액을 마시자 며칠이 지나지 않아, 혈액이 다시 정상적으로 흐르게 되어 다리 절단 수술을 받지 않게 된 사실로 확인할 수 있다.

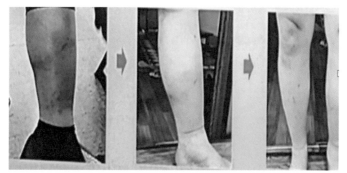

▲ 그림 22, 하지정맥류 환자의 상태변화

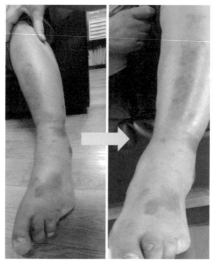

▲ 그림 23, 당뇨환자의 상태변화

또한, 심장 동맥이 혈전으로 막혀 〈그림 24〉와 같은 스텐트를 동맥에 삽입하는 시술을 앞둔 환자들이 10일 동안 미네랄톡톡 용액을 섭취하고 다시 동맥 검사를 하면, 혈관을 막고 있던 혈전이 모두 녹아내려 스텐트 시술을 받지 않게 된 사실로도 확인할 수 있다.

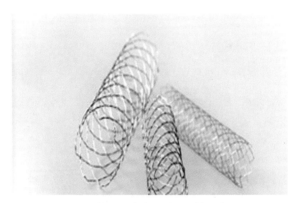

▲ 그림 24. 심장 스텐트 시술 기구

미네랄밸런스를 회복한 혈액에서 해로운 세균과 바이러스는 사멸하는데, 이는 미네랄톡톡 용액에 대한 동남의화학학연구원과 한국의과학연구원 실험결과 〈그림 20〉으로 이미 입증되었다.

그러므로 미네랄톡톡은 네 번째 미네랄 원소들의 결정체의 특징을 갖추고 있다.

다섯째, 미네랄톡톡으로 미네랄밸런스를 회복한 혈액을 공급받은 세포는, 세포의 중심이 빠르게 드러난다.

세포의 중심이 드러난 세포는, 모든 세균과 바이러스를 물리친다. 특히, 세포의 중심이 드러난 면역세포는 가장 강력한 강자로서 모든 해로운 세균·바이러스·암세포를 제거한다. 당연히 지금

세계적으로 유행하고 있는 코로나-19 바이러스와 항생제에 내성을 지닌 모든 종류의 슈퍼 바이러스와 슈퍼 세균, 슈퍼 박테리아도 제거한다.

바이러스에 감염된 세포도, 세포의 중심이 드러나면, 세포 안에서 번식하던 바이러스는 한순간에 사멸한다. 이는 필자가 헤르페스바이러스가 후두신경으로 침입해 5개월 이상 말을 하지 못하였으나, 미네랄톡톡 용액을 마신 후 단 7시간 만에 말을 하게 된 사실로서 증명된다.

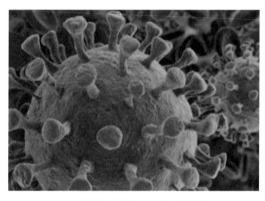

▲ 그림 25. 코로나-19 바이러스

헤르페스바이러스뿐만 지금 창궐하고 있는 〈그림 25〉와 같은 코로나-19 바이러스를 비롯한 모든 바이러스는 세포의 미토콘트리아에 붙어 에너지를 빨아먹으며 번식한다. 따라서 화학물질로 만든 항바이러스제는 세포 안에서 번식하는 바이러스를 제거할 수 없다. 왜냐하면, 항바이러스제가 세포 안으로 들어가면 바이러스보다 세포가 먼저 죽기 때문이다. 그래서 코로나-19 바이러스의 백신은 나오지만, 그 치료제는 나오지 않는 것이다.

하지만 미네랄톡톡을 구성하는 100여 종류의 수많은 미네랄 원소가 세포 안으로 들어가면, 한순간에 자기 자리를 찾아가 서로 유기적 일체로 작동하며 세포의 중심이 드러나므로, 바이러스는 세포 바깥으로 밀려나 혈액에 의해 사멸하거나, 미네랄 원소들의 강력한 에너지를 견디지 못하고 분해되어 사라지게 된다.

이런 원리로 필자는 지독한 헤르페스바이러스로부터 벗어날 수 있었고, 코로나-19 바이러스에 감염된 수십 명의 환자도 완쾌될 수 있었다.

그러므로 미네랄톡톡은 다섯 번째 미네랄 원소들의 결정체의 특징을 갖추고 있다.

여섯째, 미네랄톡톡 용액을 혈관에 수액으로 주사하면, 어떤 부작용도 없이 가장 빠르고 효과적으로 혈액의 미네랄밸런스를 회복하고, 세포의 중심이 드러나게 된다.

〈그림 26〉과 같이 뇌혈관이 막히는 모야모야병 환자(여성)가 수축기 혈압이 55로 떨어질 정도로 위중한 상태에 이르자, 담당 의사는 당일 사망할 것이라는 사망 선고를 내렸다.

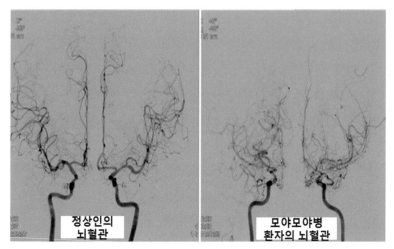

▲ 그림 26, 정상인과 모야모야병 환자의 뇌혈관

그러나 그녀의 아들이 외국에 나가 있어 임종을 지킬 수 없게 되자, 담당 의사의 결정으로 미네랄톡톡 용액을 수액으로 그녀의 혈관에 직접 투여했다. 그러자 즉시 혈압이 110으로 상승하며 상태가 호전되었고, 그 후 그녀는 아무것도 먹거나 마시지 못한 상태에서 미네랄톡톡 수액만으로 60여 일을 더 생존하여 생을 정리할 수 있었다. 이렇게 미네랄톡톡 수액은 빠르고 효과적으로 혈액의 미네랄밸런스를 회복시킨다.

혈액과 세포에 해가 되는 화학물질로 만든 약이나 바이러스를 원료로 제조한 백신을 사용하려면 반드시 임상 시험을 거쳐야만 한다. 왜냐하면, 그런 물질을 먹으면 죽기 때문이다.

그러나 미네랄톡톡 수액은 직접 혈관에 투여해도 어떤 부작용도 발생하지 않는다. 왜냐하면, 미네랄톡톡은 순수한 자연식품에서 추출한 미네랄 원소들로만 이루어진 물질이기 때문이다. 따라서 혈액과 세포가 어떤 거부반응도 일으키지 않는 미네랄톡톡을 수액으로 사용하기 위해 복잡한 임상 시험을 거칠 필요가 없다. 몸과 세포가 가장 좋아하는 식품으로 만들어진 미네랄톡톡을 사용하기 위해 임상 시험을 하면서 시간을 낭비할 이유가 없는 것이다.

미네랄톡톡 개발자인 강성철 박사와 필자는 함께 미네랄톡톡으로 제조한 수액을 혈관에 투여했지만 어떤 부작용도 없었고, 오히려 같은 양의 미네랄톡톡 용액을 마신 것보다 훨씬 더 컨디션이 좋아짐을 느낄 수 있었다. 그 외에도 수십 명의 사람이 자원해서 미네랄톡톡 수액을 혈관에 투여했지만 모두 콧물이 멈추고 열이 내리는 등 컨디션이 좋아지는 것을 확인할 수 있었다.

미네랄톡톡 수액은 지금의 코로나-19 바이러스로부터 수많은 생명을 구할 수 있는 최적의 방안이다. 지금 코로나-19 바이러스에 감염되어 생사를 오가거나 고통을 겪고 있는 수많은 환자에게 미네랄톡톡 수액을 투여하면, 가장 빠르고 효과적으로 코로나-19 바이러스로부터 벗어나게 될 것이다.

그러므로 미네랄톡톡은 여섯 번째 미네랄 원소들의 결정체의 특징을 갖추고 있다.

일곱째, 미네랄톡톡은 몸의 힘을 강하게 한다. 미네랄톡톡 용액을 섭취하거나 정맥에 주사하거나 심지어 미네랄톡톡을 손에 들고만 있어도, 즉시 몸의 힘이 강해지고 균형을 잡는 능력이 향상되는 것을 느낄 수 있는데, 이는 AK테스트를 하면 쉽게 확인할 수 있다.

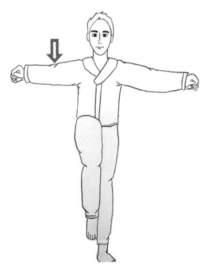

▲ 그림 27, AK테스트

AK테스트는 〈그림 27〉과 같이 두 팔을 양옆으로 벌리고 한쪽 다리로 선 자세에서, 실험자가 피실험자의 다리를 들고 있는 방향의 팔꿈치를 화살표 방향으로 가볍게 눌러 피실험자가 넘어지지 않고 버티는 힘의 세기를 측정하는 실험이다.

피실험자가 미네랄톡톡을 손에 들기 전과 후에, 미네랄톡톡 용액을 마시기 전과 후에 AK테스트를 실시하면, 들기 전보다 들고 있으면 적어도 3~4배 이상, 마시기 전보다 마신 후에 적어도 5~10배 이상 균형감각과 버티는 힘이 강해졌음을 실험자와 피실험자는 동시에 느끼게 된다, 또한, 그 힘의 편차는 면역력이 떨어진 사람일수록 크다는 것을 알 수 있다.

그리고 꾸준히 미네랄톡톡을 섭취하면 시간이 지날수록 몸의 힘이 강해지고 균형감각이 향상되는 것을 스스로 느낄 수 있는데, 필자는 이를 직접 경험할 수 있었다. 미네랄톡톡을 섭취하기 이전의 필자는 힘이 약하고 균형감각이 떨어진 상태였다. 하지만 20개월 정도 미네랄톡톡을 섭취하자 몸의 힘이 5배 이상 강해지고 균형감각이 뚜렷하게 향상되었다는 것을 필자뿐만 아니라 주변 사람들도 확연히 느낄 수 있었다.

미네랄톡톡을 개발한 강성철 박사는 평생 연구만 한 사람으로서 계절마다 감기를 달고 살아온 약골이었다. 하지만 15년 이상 미네랄톡톡을 연구·개발하는 과정에서 개발품을 실험하기 위해 본인이 그것을 직접 섭취한 결과, 현재는 한쪽 손의 엄지손가락 하나만으로 팔굽혀펴기 10회를 할 수 있을 정도로 힘이 강해졌다.

이렇게 미네랄톡톡은 몸의 힘과 균형감각을 증진하므로 일곱 번째 미네랄 원소들의 결정체의 특징을 갖추고 있다.

여덟째, 미네랄톡톡은 인류에게 불로장생(不老長生)을 선물했다. 왜냐하면, 미네랄톡톡을 계속 섭취한 몸은 언제나 젊고 건강한 세포들로만 구성되고, 언제나 젊고 건강한 세포들로만 이루어진 몸에는 늙음이라는 현상이 매우 느리게 나타나기 때문이다.

또한, 미네랄톡톡으로 양파 등의 식물을 재배한 결과 2~3배 이상 오랜 시간 동안 생존하는 것을 확인할 수 있는데, 이를 통해서도 미네랄톡톡이 생명을 연장한다는 것을 확인할 수 있다.

그러므로 미네랄톡톡은 여덟 번째 미네랄 원소들의 결정체의 특징을 갖추고 있다.

아홉째, 미네랄톡톡은 비만하거나 깡마른 몸을 반듯하고 정상적인 몸으로 변화시킨다.

이미 비만으로 인해 고민하던 수많은 사람이 미네랄톡톡을 섭취함으로써 뱃살이 빠지는 등의 비만이 개선된 사례가 속출하고 있다. 또한, 아무리 살을 찌우려고 노력해도 몸무게가 늘진 않던 사람이 미네랄톡톡을 섭취한 지 얼마 지나지 않아 10kg 이상의 몸무게가 증가하는 사례도 나타나고 있다.

필자도 미네랄톡톡을 섭취한 후 몸무게가 5kg 정도 빠지면서 몸의 형태가 반듯해지는 경험을 할 수 있었다.

그러므로 미네랄톡톡은 아홉 번째 미네랄 원소들의 결정체의 특징을 갖추고 있다.

열째, 미네랄톡톡은 사람뿐만 아니라 가축 등 모든 생명에도 똑같이 적용된다.

그러므로 미네랄톡톡을 사용하면, 조류인플루엔자(AI)나 구제역 등의 가축 질병이 사라지게 된다. 왜냐하면, 가축의 질병도 미네랄밸런스가 무너지면서 발생하기 때문이다. 따라서 가축질병이 발생하면 미네랄톡톡 용액을 가축에게 먹이면, 불쌍한 가축들을 생매장하지 않아도 된다.

이는 미네랄톡톡 용액을 애완동물에게 먹이거나, 분무기에 넣어 전신에 골고루 뿌려주면 각종 질병을 치유하는 것을 보면 알 수 있다. 또한, 미네랄톡톡 용액을 물에 10배 이상 희석하여 식물에 투여하면, 건강하게 성장하여 많은 열매를 맺는 것을 보아도 확인할 수 있다.

그러므로 미네랄톡톡은 열 번째 미네랄 원소들의 결정체의 특징을 갖추고 있다.

이렇게 미네랄톡톡은 미네랄 원소들의 결정체가 갖추어야 할 모든 조건을 충족한다. 따라서 미네랄톡톡은 훌륭한 식품인 동시에 최절정의 치료제이자 예방약으로서, 미네랄 원소들의 결정체임에 분명하다.

CHAPTER.9
팬데믹(pandemic)의 종식

전체 우주 에너지의 조화로운 흐름 속에 수많은 은하계가 조화롭게 존재하고, 은하 에너지의 조화로운 흐름 속에 수많은 별이 조화롭게 존재하며, 지구 에너지의 조화로운 흐름 속에 수많은 생명이 조화롭게 존재하고, 생명 에너지의 조화로운 흐름 속에 수많은 세포가 조화롭게 존재한다.

전체 우주, 은하계, 지구, 생명은 조화롭게 존재한다. 그러므로 조화롭게 흐르는 우주 에너지, 은하 에너지, 별 에너지, 생명 에너지는 하나의 파동으로 진동하는 에너지다.

은하계들이 조화롭게 존재하려면 은하계를 감싸는 우주 에너지가 조화로운 흐름을 유지해야 하듯이, 세포가 조화롭게 존재하려면 세포를 감싸고 있는 생명 에너지가 조화롭게 흘러야 한다.

세포들을 감싸고 흐르는 생명 에너지의 흐름이 혈액이고, 생명 에너지가 조화로운 우주 에너지와 하나로 진동하는 접점이 미네랄밸런스다. 따라서 미네랄밸런스는 혈액의 조화로운 흐름 그 자체

이고, 미네랄밸런스가 이루어진 혈액은 우주의 리듬에 따라 조화롭게 흐른다.

　미네랄밸런스가 이루어진 혈액의 조화로운 흐름 속에, 세포를 구성하는 모든 원소는 조화롭게 존재하는데, 그것이 세포의 중심이다. 미네랄밸런스라는 생명 에너지가 생명으로 응집된 핵이 세포의 중심인 것이다.

　그러므로 세포의 중심이 드러나면 생명 에너지가 발현하므로, 세포 차원의 모든 문제는 한순간에 해결되는데, 그 대표적인 것이 질병이다. 지금까지 이름 지어진 질병은, 그 이름만 적어도 이 책의 분량보다 훨씬 길 정도로 방대하지만, 세포의 중심이 드러남으로써 생명 에너지가 발현하는 순간, 모든 질병은 뿌리가 뽑히며 한꺼번에 사라지게 된다.

　이렇게 미네랄밸런스와 세포의 중심은 우주, 지구, 생명이라는 거시적인 관점과 원소, 파동, 에너지라는 초미시적인 관점으로 동시에 질병에 접근하여, 질병의 뿌리를 한꺼번에 제거한다.

　그러나 현대의학은 분석적인 방법에 갇혀있고, 과거에 묶여있으며, 기득권에 집착하고 있다. 이렇게 협소한 관점으로 미네랄밸런스와 세포의 중심을 이해하는 것은 불가능하다. 그들은 화학물질을 원료로 만든 독극물로 질병을 제거하려 하고, 해로운 세균과 바이러스를 원료로 만든 백신으로 세균과 바이러스를 막아내려 하며, 복잡한 임상 시험으로 기득권을 지키려 한다.

화학물질과 해로운 세균·바이러스는 사람이 먹으면 죽는 물질이다. 그래서 약과 백신은 몇 년에 걸친 엄격한 임상 시험을 통해 사람이 쉽게 죽지 않을 정도의 안전성이 보장되어야만 사용할 수 있다. 그러나 임상 시험을 거친 약과 백신으로 인해 수많은 사람이 질병이 걸리거나 죽어가고 있다.

코로나-19 바이러스가 실험실에서 인위적으로 만들어졌는지, 또는 자연이 만들었는지 지금 이 시점에서 알 수는 없다. 그러나 분명한 것은 코로나-19 바이러스보다 훨씬 더 독한 바이러스를 실험실이나 자연은 얼마든지 만들어 낼 수 있고, 모든 세균과 바이러스는 한순간에 다른 종류로 변이한다는 것이다.

따라서 세균과 바이러스에 백신·항생제·항바이러스제로 대응하면 팬데믹(pandemic)은 끝없이 계속될 것이고, 결국 인류는 세균과 바이러스에 무릎을 꿇게 될 것이다.

좁은 지식과 편견, 아집에서 벗어나 전체를, 있는 그대로를, 진실을 보고 받아들이면 된다. 팬데믹을 끝장낼 모든 수단은 이미 제시되었다. 그냥 미네랄톡톡 용액을 마시거나, 미네랄톡톡 수액을 혈관에 투여하면 된다.

그렇게 하면, 코로나-19 바이러스는 일거에 섬멸되고, 모든 것은 정상으로 돌아갈 것이다. 또한, 보너스로 다른 모든 질병도 사라지고, 불로장생(不老長生)이라는 선물도 받게 될 것이다.

부록

- 실험자료&진료기록
- 참고서적

실험1. 미생물 배양 실험

▶ 실험자 : 최인호

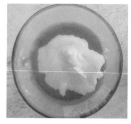 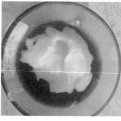 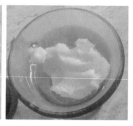

미네랄톡톡   구기자   생수

▶ '미네랄톡톡'은 생수에 미네랄톡톡을 0.4% 비율로 희석한 용액에 돼지기름을 넣고 촬영한 사진이고,

▶ '구기자'는 생수에 구기자가루를 0.8% 비율로 희석한 용액에 돼지기름을 넣고 촬영한 사진이며,

▶ '생수'는 순수한 생수에 돼지기름을 넣고 촬영한 사진이다

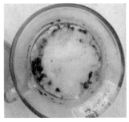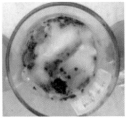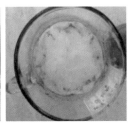

▶ 16일이 지난 후 돼지기름의 변화 정도를 촬영한 사진이다. 시커멓게 부패한 부분은 해로운 세균이 번식하고 있음을 나타내고, 노랗게 발효된 부분은 유익한 미생물이 번식하고 있음을 나타낸다.

▶ 구기자 용액과 생수에 담긴 돼지기름은 부패했지만, 미네랄톡톡 용액에 담긴 돼지기름은 발효되었음을 확인할 수 있다.

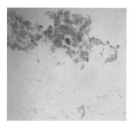 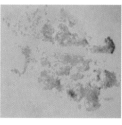 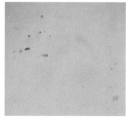

미네랄톡톡   구기자   일반 생수

▶ 위 3개의 용액에 번식한 미생물을 현미경으로 촬영한 사진이다. 사진의 푸른색을 띤 부분은 미생물을 배양한 후 푸른색으로 염색한 것이므로 푸른색을 띤 부분이 많을수록 많은 숫자의 미생물이 번식하고 있음을 나타낸다.

▶ 미네랄톡톡, 구기자, 생수의 순으로 미생물의 숫자가 많다는 것을 알 수 있다.

▶ 미생물배양 실험결과, 미네랄톡톡 용액에서 유익한 미생물들은 활발하게 번식하지만, 해로운 세균은 존재할 수 없다는 사실을 확인할 수 있다.

실험2. 미생물 항균 활성 및 생장촉진능 실험

▶ 실험자 : 한국의과학연구소

실험결과

시료명	균주	대조군 균체수(cfu)	실험군 균체수(cfu)	활성도(%)
병원성미생물 항균활성	포도상구균 (Staphylococcus aureus)	1.49×10^{11}	1.21×10^{11}	18% 억제
	대장균 (Escherichia coli)	2.70×10^{10}	3.21×10^{10}	N.D
유용미생물 생장촉진활성	유산균 (Lactobacillus plantarum)	1.60×10^{10}	1.70×10^{10}	6.3% 증가
	고초균 (Bacillus subtilis)	1.10×106^6	2.70×10^7	178.2% 증가

주) – 시료는 멸균수로 희석하였음
　　– N.D : Not Detected(불검출)

▶ 하루 동안 0.4% 미네랄톡톡 용액에서 실험한 결과, 해로운 세균인
포도상구균은 18%, 대장균은 100% 사멸했으나, 유익한 미생물인
유산균은 6.3%가 증가하고, 고초균은 178.2%가 증가했음을 확인할
수 있다.

▶ 미네랄톡톡 용액에서 유익한 미생물은 번성하고, 유해한 세균은 사
멸함을 알 수 있다.

암세포 성장 및 독성 실험

▶ 실험자 : 동남의화학연구원

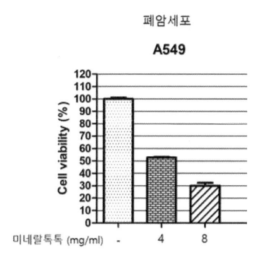

폐암세포

A549

미네랄톡톡 mg/ml	0	4	8
mean	100	53	30
SD	3	1	7

간암세포

HepG2

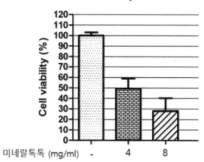

미네랄톡톡 mg/ml	0	4	8
mean	100	49	28
SD	9	29	37

대장암세포

HCT116

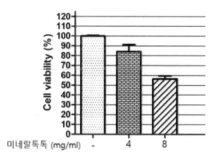

미네랄톡톡 mg/ml	0	4	8
mean	100	84	56
SD	2	22	9

위암세포

AGS

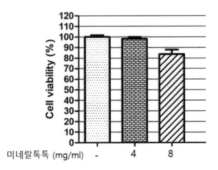

미네랄톡톡 mg/ml	0	4	8
mean	100	98	84
SD	5	5	12

전립선암세포

PC3

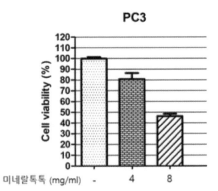

미네랄톡톡 mg/ml	0	4	8
mean	100	81	46
SD	4	17	6

갑상선암세포

SNU790

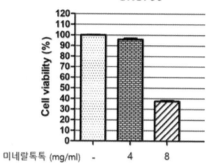

미네랄톡톡 (mg/ml)   -   4   8

미네랄톡톡 mg/ml	0	4	8
mean	100	96	37
SD	1	3	2

유방암세포

MCF7

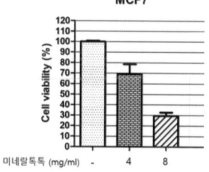

미네랄톡톡 (mg/ml)   -   4   8

미네랄톡톡 mg/ml	0	4	8
mean	100	69	29
SD	3	29	10

▶ 7일 동안 0.4% 미네랄톡톡 용액에서 실험한 결과 대조군에 비해, 폐 암세포는 47%, 간암세포는 51%, 대장암세포는 16%, 위암세포는 2%, 유방암세포는 31%, 전립선암세포는 19%, 갑상선암세포는 4% 감소했고,

▶ 7일 동안 0.8% 미네랄톡톡 용액에서 실험한 결과 대조군에 비해, 폐암세포는 70%, 간암세포는 72%, 대장암세포는 44%, 위암세포는 16%, 유방암세포는 71%, 전립선암세포는 54% 갑상선암세포는 63% 감소했다.

▶ 암세포 성장 및 독성 실험 결과, 암세포의 종류에 따라 약간의 차이는 있지만 모든 종류의 암세포는 미네랄톡톡 용액 속에서 그 숫자가 감소하고, 미네랄톡톡의 농도가 짙어질수록 그 숫자가 더 빠르게 감소한다는 사실을 확인할 수 있다.

실험4. 면역세포·폐세포 성장 및 독성 실험

▶ 실험자 : 동남의화학연구원

면역세포

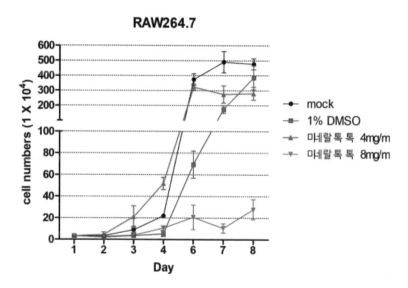

RAW264.7

cell counts (1 x 10⁴)	Day1	Day2	Day3	Day4	Day6	Day7	Day8
mock	3	3	9	22	374	491	477
DMSO 1%	3	2	4	5	69	176	386
미네랄톡톡 4mg/ml	3	5	21	52	324	275	281
미네랄톡톡 8mg/ml	3	3	4	11	21	10	28

▶ 8일 동안 면역세포를 0.4% 미네랄톡톡 용액과 0.8% 미네랄톡톡 용액에서 배양한 결과 면역세포는, 0.4% 미네랄톡톡 용액에서 대조군 (1% DMSO)이나 배양액(mock)보다 빠르거나 같은 수준으로 번식하지만, 0.8% 미네랄톡톡 용액에서 대조군(1% DMSO)이나 배양액 (mock)보다 느리게 번식한다는 사실을 알 수 있다.

폐세포

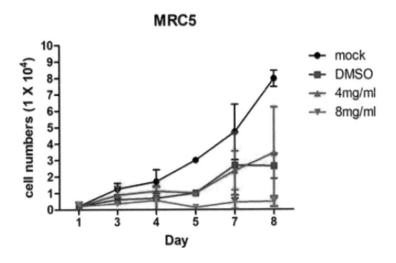

Cell numbers (1 X 10⁴)	Day 1	Day 3	Day 4	Day 5	Day 7	Day 8
mock	0.2	1.3	1.7	3.0	4.7	8.0
DMSO	0.2	0.6	0.7	1.0	2.7	2.6
미네랄톡톡 4mg/ml	0.2	0.9	1.1	1.0	2.4	3.5
미네랄톡톡 8mg/ml	0.2	0.4	0.6	0.1	0.5	0.5

▶ 8일 동안 폐세포를 0.4% 미네랄톡톡 용액과 0.8% 미네랄톡톡 용액에서 배양한 결과, 폐세포는 0.4% 미네랄톡톡 용액에서 대조군(1% DMSO)과 동일한 수준으로 번식하지만, 0.8% 미네랄톡톡 용액에서 대조군(1% DMSO)이나 배양액(mock)보다 느리게 번식한다는 사실을 알 수 있다.

▶ 면역세포와 폐세포 성장 및 독성 실험 결과, 0.8% 미네랄톡톡 용액보다 0.4% 미네랄톡톡 용액에서 더 잘 번식한다는 사실을 확인할 수 있다.

필자의 혈액과 소변검사결과

▶ 필자는 2018. 4. 20. 경부터 지금까지 0.4% 미네랄톡톡 용액을 하루에 2ℓ 이상 꾸준히 섭취하고 있다. 따라서 미네랄톡톡을 섭취하기 전·후의 혈액과 소변검사결과를 비교하면 미네랄톡톡이 혈액과 소변에 일으키는 변화를 알 수 있다. 그래서 혈액과 소변검사에서 큰 변화가 있었던 부분들만을 추려서 표로 정리해 보았다.

혈액검사결과

검사명	2004.2.17	2006.3.23	2020.1.15	비고(검체명 EDTA-3K)		
	검사결과	검사결과	검사결과	하한치	상한치	단위
평균혈소판용적	10.3	9.9	8.9	7.5	10.7	fL
GPT(ALT)	23.2	37	15	4	44	U/L
LDH(유산탈수소효소)	342	432	170	140	271	U/L
검Triglyceride(중성지방)	·	154	121	30	150	mg/d
검고밀도콜레스테롤(HDL)	·	27.7	34.8	30.0	85.5	mg/d
CRP(정량)	·	0.11	0.02	0	0.5	mg/d

① 평균혈소판용적이 정상수치를 넘어서기 일보 직전까지 비대했지만, 정상수치의 한가운데로 돌아왔다. 혈소판용적이 정상수치를 넘어서 비대해지면 혈소판은 파괴된다.

② GPT수치는 간세포가 파괴될 때 나오는 효소로서, 위험수치까지 간세포가 파괴되었으나 안정된 상태로 회복되었다.

③ LDH(유산탈수소효소)는 몸 전체의 세포가 사멸할 때 나오는 효소로

서, 정상수치(271)를 크게 벗어날 정도로 많은 숫자(342, 432)의 세포들이 사멸하고 있음을 나타냈으나, 정상수치로 완전히 회복되었다.

④ Triglyceride(중성지방)은 정상수치를 넘어설 정도로 많았으나, 정상수치로 복귀했다.

⑤ 고밀도콜레스테롤(HDL)은 정상수치에 미치지 못했으나, 정상수치로 회복되었다.

⑥ CRP(정량)은 염증물질로서 몸에 염증이 있으면 나타나는 수치로서 상당한 양의 염증이 존재했으나, 염증이 거의 존재하지 않게 되었다.

소변검사결과

검사명(검체명 Urine)	2004.2.17	2019.11.27	2020.1.15	비고		
	검사결과	검사결과	검사결과	하한치	상한치	단위
pH	5.0	7.0	7.0	5.0	8.0	·
RBO	Many	30~50	3~5	0	2	/HPF

① 소변의 pH가 5.0으로 산성화가 심각했었는데, 미네랄톡톡 섭취 후 7.0 중성으로 회복되었다. 소변의 pH가 5.0 이하로 내려간다는 것은 혈액의 pH 또한 5.0 이하로 내려갔다는 것을 의미한다. 왜냐하면, 소변은 혈액 속의 물이 걸러진 용액이기 때문이다. 혈액의 pH가 5.0으로 내려가면 혈액 속에 각종 세균·바이러스가 서식하게 되고, 각종 암이 발생하기 시작한다.

② RBO는 소변을 통해 배출되는 소변 속의 적혈구를 고배율의 현미경으로 보면서 그 숫자를 세는 검사다. 2004년에는 숫자를 셀 수도 없을 정도로 많은 양의 적혈구가 소변을 통해 빠져나갔으나, 미네랄톡

톡 섭취 후 30~50개 정도로 줄었고, 그로부터 48일 후에는 3~5개로 줄어 정상치(0~2)에 거의 근접하고 있다. 이는 신장과 몸속의 염증이 완전히 치유되었음을 의미하는데, 이렇게 30년 이상 계속되던 심한 혈뇨가 완전히 정상으로 회복하는 것은 극히 희귀한 경우라고 한다.

▶ 필자의 혈액과 소변검사결과를 종합하면, 산성화로 인해 혈액이 탁하고 각종 질병이 만연했었으나, 미네랄톡톡을 섭취한 후 혈액과 소변이 다시 맑아지고 면역력이 향상되면서 각종 질병에서 벗어났음을 의미한다.

참고서적

- 심천 박남희, 『심천사혈요법 1,2,3』, 심천출판사, 2005.
- 콜럼 코츠, 유상구 역, 『살아있는 에너지』, 도서출판 양문, 1998.
- 오광길, 『물리학의 혁명』, 씨와알, 2008.
- 에모토 마사루, 양억관 역, 『물은 답을 알고 있다』, 나무심는사람, 2002.
- 이시카와 다쿠지, 이영미 역, 『기적의 사과』, 김영사, 2009.
- 김인자, 『참』, 도서출판 다생소활, 2008.
- 강대봉, 『氣』, 도서출판 언림, 1989.
- 김세연, 『새로 발견된 의학의 이론과 실습』, 2005.
- 최인호, 『B순환』, 천지인, 2010.
- 최인호, 『나는 누구인가』, 도서출판 지식공감, 2016.
- 최인호, 『중심의 비밀』, 도서출판 지식공감, 2019.

질 병 의   뿌 리
세포의 중심

초판 1쇄   2021년 02월 05일

지은이   최인호
발행인   김재홍
디자인   김다윤 이근택
교정·교열   전재진 박순옥
마케팅   이연실

발행처   도서출판지식공감
등록번호   제2019-000164호
주소   서울특별시 영등포구 경인로82길 3-4 센터플러스 1117호(문래동1가)
전화   02-3141-2700
팩스   02-322-3089
홈페이지   www.bookdaum.com
이메일   bookon@daum.net

가격   10,000원
ISBN   979-11-5622-571-3 03510